HÔPITAL DE LA CONCEPTION DE MARSEILLE

Service du Dr MICHEL

# De L'ANIODOL

Dans les Affections blennorrhagiques des Femmes

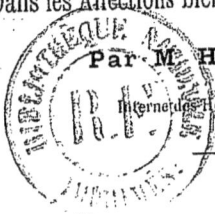

Par M. HAWTHORN

Interne des Hôpitaux de Marseille

Marseille, Juillet 1900.

HOPITAL DE LA CONCEPTION DE MARSEILLE

Service de M. le D<sup>r</sup> Michel

# De L'ANIODOL

DANS LES

# AFFECTIONS BLENNORRHAGIQUES

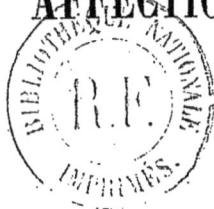

# DES FEMMES

Par M. HAWTHORN, interne des Hôpitaux de Marseille

MARSEILLE

TYPOGRAPHIE ET LITHOGRAPHIE BARLATIER

Rue Venture, 19

**1900**

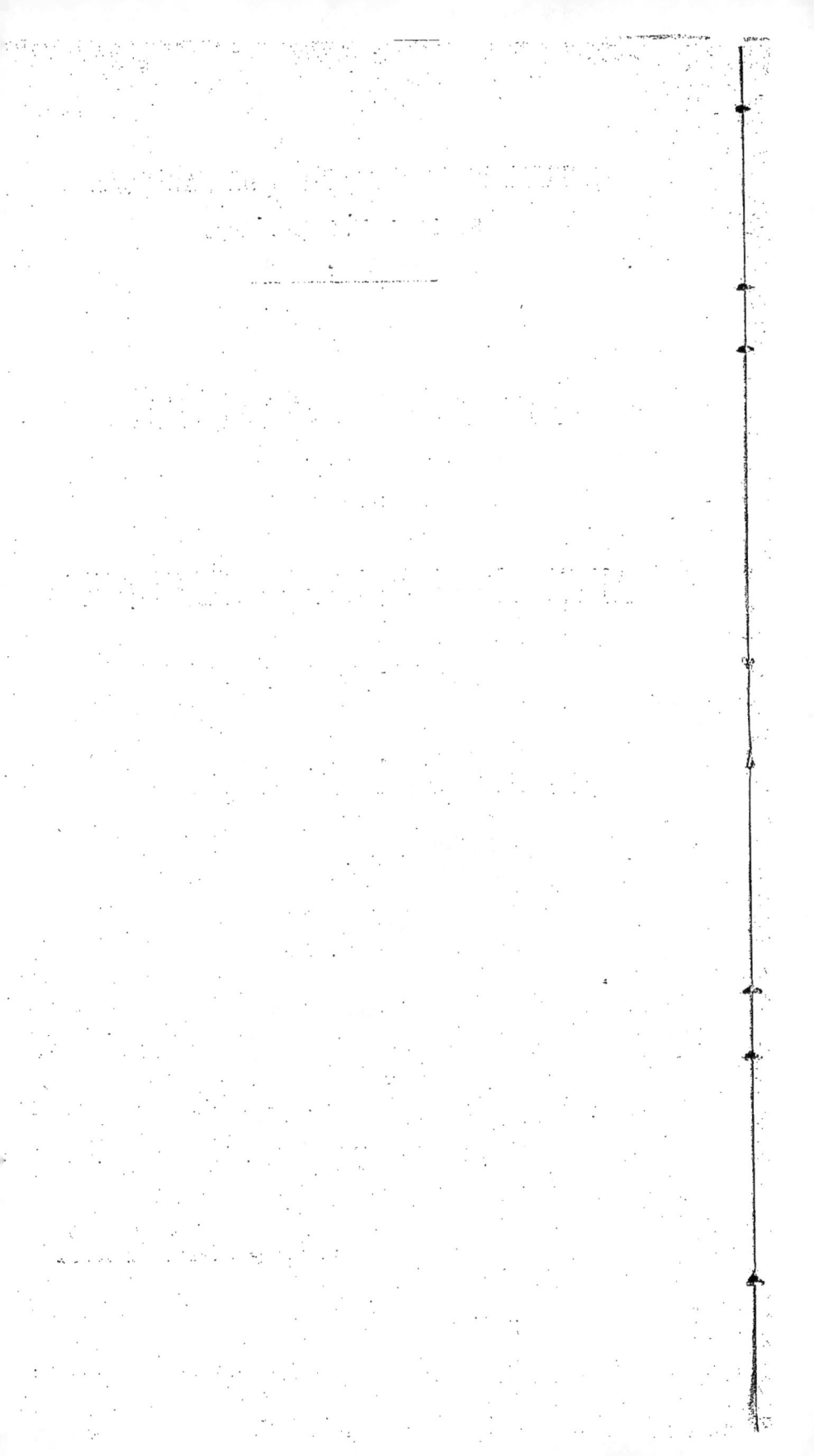

# DE L'ANIODOL

## dans les Affections blennorrhagiques des Femmes

Par M. HAWTHORN, interne des Hôpitaux

Depuis la découverte de l'aniodol, plusieurs expérimentateurs se sont livrés, avant nous, à une étude sérieuse de cet antiseptique. C'est ainsi qu'à Marseille, en 1899, M. le professeur Queyrel et Mˡˡᵉ Mouren, maîtresse sage-femme à la Maternité, ont essayé l'aniodol en chirurgie obstétricale.

M. le professeur Berlioz, de Grenoble, et M. Mérieux, de l'Institut Pasteur, ont fait les études bactériologiques relatives à ce produit.

C'est sous la direction personnelle de M. le professeur Pinard que les recherches ont eu lieu, à Paris.

L'éminent professeur de clinique obstétricale, dans une communication faite par lui-même à la Société de médecine publique et d'hygiène professionnelle en février 1900, annonçait en ces termes les résultats qu'il avait obtenus à la clinique Baudelocque : « Nos mains n'ont jamais moins desquamé, jamais l'épiderme n'a été plus respecté, pas un inconvénient n'a été signalé. Depuis que je vous ai communiqué ma statistique nous avons fait 1389 accouchements — dans les conditions que vous savez — sans avoir un seul décès... Est-ce simplement une série heureuse, ou le hasard seul en est-il la cause? Je ne le crois pas, parce que la morbidité n'a jamais été moindre dans nos salles...

« Les faits que je viens de vous rapporter confirment les paroles que j'ai prononcées ici même il y a longtemps :

**Quand nous aurons un antiseptique suffisamment puissant, les femmes ne devront plus mourir en accouchant.**

C'est ce produit si haut vanté par M. le professeur Pinard que nous avons expérimenté depuis quelques mois dans le service des vénériennes, dirigé par M. le D<sup>r</sup> Michel. Nos observations portent sur 41 cas, tous heureux. Nous allons d'abord exposer toutes ces observations ; une rapide analyse nous fera connaître ensuite les conclusions qu'il faut tirer de leur lecture.

*Observation I.* — La nommée L... A., fille soumise, entre le 8 novembre 1899 avec une *vaginite intense* accompagnée d'uréthrite. Traitement par l'aniodol au 1 pour 4000. 13 novembre, vaginite guérie. 15 novembre, uréthrite guérie. 17 novembre : la guérison persistant, la malade quitte le service.

*Obs. II.* — S... J., dix-huit ans, fille soumise, entre le 9 novembre 1899 avec une vaginite légère. Ecoulement blennorrhagique blanc laiteux. Traitement par l'aniodol au 1 pour 4000. 11 novembre, grande amélioration. 15 novembre, la malade sort, guérie depuis deux jours.

*Obs. III.* — G... Th., dix-sept ans, fille soumise, entre le 30 octobre 1899, avec une *vaginite très intense*, accompagnée d'uréthrite. Col utérin gros, violacé, ulcéré. Exfoliation de toute la muqueuse vaginale. Intertrigo genito-crural consécutif à l'écoulement. Grossesse datant de trois mois. 4 novembre, état sensiblement le même. Institution d'un traitement par l'aniodol à 1 pour 4000. 6 novembre, amélioration notable. 8 novembre, pertes presque taries ; la muqueuse vaginale semble revenue à l'état normal, 10 novembre, exeat, tout à fait guérie.

*Obs. IV.* — R... Marie, fille soumise, entre le 23 octobre 1899 avec une métro-vaginite très intense, présente un

écoulement purulent très abondant, de couleur jaune-verdâtre, provenant des parois vaginales et de l'utérus surtout.
Traitement par l'aniodol à 1 pour 4000. 24 octobre, dilata-
tion du col utérin suivie d'une injection intra-utérine à
l'aniodol à 1 pour 4000. 25 octobre, amélioration immense,
même traitement. 26 octobre, tout a disparu, même traite-
tement. 27 octobre, la malade sort tout à fait guérie.

*Obs. V.* — Sch... Thérèse, fille soumise, entre le 20 octobre 1899 avec une vaginite, écoulement jaune, épais provenant du col utérin, mélangé d'un liquide blanchâtre
exsudé des parois vaginales ; le col utérin et la cavité cer-
vicale sont ulcérés. Cette affection remonte à dix jours
environ. 21 octobre, traitement par l'aniodol à 1 pour 4000.
24 octobre, l'ulcération du col est guérie. Peu ou point de
vaginite. 25 octobre, guérison tout à fait complète, cessation du traitement. 8 novembre, retenue pour accidents
syphilitiques, la malade ne sort qu'aujourd'hui. Aucune
récidive blennorrhagique depuis le 25 octobre.

*Obs. VI.* — A... Marie, fille soumise, venue une première fois dans le service le 10 septembre 1899 pour une
légère vaginite, cette femme en est sortie guérie douze
jours après. Elle revient le 23 octobre suivant avec une
légère gonorrhée vaginale ; mais elle se plaint vivement
d'une uréthrite aggravée de cystite datant de quinze jours
et lui causant, depuis deux jours, des douleurs intoléra-
bles. Traitement : injections vaginales chaudes à l'aniodol
1 pour 4000 ; en outre, un lavage de vessie par jour à
l'aniodol 1 pour 4000. Au premier lavage, la sonde est
complètement obturée à plusieurs reprises par du pus
grisâtre, très épais. 24 octobre, très soulagée depuis hier.
Aujourd'hui le liquide du lavage ressort plus clair, mais
cette opération s'accompagne d'une forte cuisson. 25 octobre, souffrances encore moindres. Pollakiurie très atténuée,
urine beaucoup plus claire. 27 octobre, amélioration
encore plus accentuée. 28 octobre, urines tout à fait lim-
pides, mictions normales. Vaginite guérie. 30 octobre,
aucune reprise depuis quarante-huit heures. Exeat, guérie.

*Obs. VII.* — A... M., domestique. Cette femme, syphilitique, a accouché à terme le 24 septembre 1899. Suites simples. A quitté le service le 20 octobre sans aucune lésion des organes génitaux. Rentre le 9 novembre suivant avec une *métro-vaginite* blennorrhagique *intense*. Ecoulement jaune-verdâtre épais et gluant; ulcération du col utérin ; celui-ci est assez dilaté pour permettre le passage d'une sonde à double courant. Traitement : deux injections vaginales d'aniodol à 1 pour 4000 plus un lavage intra-utérin avec la même solution. 11 novembre, écoulement beaucoup moins abondant. 15 novembre, l'écoulement a perdu sa purulence, est devenu blanc laiteux. 20 novembre, la malade sort tout à fait guérie depuis deux jours.

*Obs. VIII.* — B... Caroline, vingt ans, fille soumise. Entre le 2 décembre 1899. Métro-vaginite; écoulement purulent épais et abondant; col utérin vivement enflammé. Traitement par l'aniodol à 1 pour 3000. 6 décembre, écoulement presque nul, moins épais, blanc laiteux, 8 décembre, exeat, guérie.

*Obs. IX.* — Mal..., vingt ans, fille soumise. Entre le 20 avril 1900 avec une vaginite intense et une ulcération de la fourchette. 27 avril, commencement d'un traitement à l'aniodol à 1 pour 2000. 2 mai, amélioration notable. 3 mai, guérison presque complète. 6 mai, guérison. 20 mai, n'a pas eu de récidive.

*Obs. X.* — M... Antoinette, vingt et un ans, fille soumise. Entre le 1ᵉʳ avril 1900 avec une rectite a gonocoques. Examen au spéculum impossible à cause des souffrances de cette femme. Le 23 avril, un peu améliorée par des nettoyages au sublimé, elle peut être examinée. Vaginite très intense, rectite. Ecoulement purulent abondant. L'apparition des règles empêche jusqu'au 1er mai l'application du traitement. 1ᵉʳ mai, aniodol 1 pour 2000. 3 mai, amélioration considérable. 7 mai, l'aspect du vagin est normal; il reste un léger écoulement. 10 mai, la malade est tout à fait guérie. 11 mai, exeat.

*Obs. XI.* — T... Lucie, vingt et un ans, fille soumise.

Entre le 23 avril avec une vaginite légère; rougeur du col utérin. Aniodol à 1 pour 2000. 26 avril, guérison, exeat.

*Obs. XII.* — H... Henriette, dix-neuf ans, fille soumise. Entrée le 19 mars 1900 avec une vaginite intense, suit un traitement au permanganate de potasse. Le 11 avril, pas d'amélioration, une ulcération s'est produite sur le col utérin. Le 18 avril, commencement d'un traitement par l'aniodol 1 pour 2000. 23 avril, amélioration; l'écoulement a beaucoup perdu de sa purulence. 27 avril, guérison, exeat.

*Obs. XIII.* — P... Jeanne, dix-neuf ans, fille soumise. 20 avril 1900. Entre avec de la vaginite. 23 avril, traitement par l'aniodol à 1 pour 2000 27 avril, guérison, exeat.

*Obs. XIV.* — D... Lucie, 24 ans, fille soumise. 30 avril 1900, fait son entrée dans le service; métro-vaginite, col granuleux. Aniodol 1 pour 2000. Bubon dans l'aine droite. 9 mai, vaginite guérie; retenue pour son bubon. 18 mai, exeat, pas de récidive dans l'intervalle.

*Obs. XV.* — R... Jeanne, seize ans, fille soumise, 8 mai 1900. Entre avec vaginite, écoulement purulent abondant, ulcération à la fourchette; traitement par l'aniodol 1 pour 2000. 18 mai, exeat, guérie.

*Obs. XVI.* — Ch.. Jeanne, vingt-quatre ans. 2 mai 1900, arrive à la visite avec vaginite. Traitement par l'aniodol à 1 pour 2000; 9 mai, exeat, guérie.

*Obs. XVII.* — L... Berthe, artiste, dix-sept ans. 26 janvier 1900, entre avec une vaginite. Traitement par l'aniodol à 1 pour 2000. 31 janvier, la vaginite a considérablement diminué; parois vaginales rosées. 5 février, exeat, complètement guérie.

*Obs. XVIII.* — O... Gabrielle, vingt et un ans, fille soumise. 16 mai 1900, entre avec vaginite. Traitement par l'aniodol à 1 pour 2000. 21 mai, exeat, guérie.

*Obs. XIX.* — S... Rosalie, fille soumise. Entre le 22 mai 1900. Forte vaginite, écoulement abondant. 24 mai, grande amélioration. 26 mai, écoulement presque nul, muqueuse vaginale rosée. 29 mai, guérison.

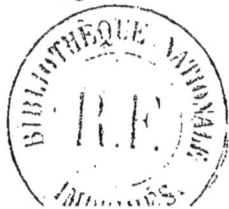

*Obs. XX.* — Col... Marie, seize ans, domestique. Entre le 18 mai 1900. Vaginite intense, introduction du spéculum très douloureuse ; aniodol à 1 pour 2000. 25 mai, guérison complète. 29 mai, pas de récidive.

*Obs. XXI.* — Abb... Marie, 23 mai 1900. Arrivée hier à la visite avec métro-vaginale d'intensité moyenne. Traitement par l'aniodol 1 pour 2000 en injections intra-utérines (deux fois par jour). 26 mai, exeat, complètement guérie depuis hier.

*Obs. XXII.* — Mar... Marie, 23 mai 1900. Arrivée hier avec métro-vaginite assez forte ; commence aujourd'hui un traitement par l'aniodol à 1 pour 2000 en injections intra-utérines (deux fois par jour). 24 mai (soir), aucun écoulement n'a paru aujourd'hui. 25 mai, la guérison se maintient, 26 mai, exeat.

*Obs. XXIII.* — C... Marie, vingt-et-un ans, fille soumise. 9 février 1900, vaginite. Aniodol à 1 pour 1500, 14 février, amélioration considérable. 17 février, exeat, guérie.

*Obs. XXIV.* — T... Elisa, dix-sept ans, fille soumise. 29 janvier 1900, entre avec une forte métro-vaginite. Traitement par l'aniodol à 1 pour 1500. 9 février, exeat, guérie.

*Obs. XXV.* — P... Elise, dix-neuf ans fille soumise. Entrée dans le service au commencement de novembre 1899 pour une métro-vaginite intense, cette femme en sortit au bout de peu de jours non guérie, sur sa demande. Elle revient le 21 novembre. Métro-vaginite avec écoulement abondant. Douches vaginales avec l'aniodol à 1 pour 4000, plus une injection intra-utérine tous les jours avec la même solution. 30 novembre, écoulement beaucoup moins abondant, col utérin moins gros. 6 décembre, guérison, exeat.

*Obs. XXVI.* — C... R.; ménagère, vingt-deux ans. 29 novembre 1899. Femme enceinte d'un mois et demi. Vaginite intense, métrite du col, écoulement très abondant, jaune-verdâtre, épais. Introduction du spéculum douloureuse. Traitement par l'aniodol à 1 pour 3000. 3 décembre, grande amélioration ; écoulement modifié, moins abondant, col moins granuleux. 7 décembre, écoulement presque nul ; vaginisme disparu. 10 décembre, col et vagin revenus à l'état normal. Pas d'écoulement. 15 décembre, la guérison s'est maintenue.

*Obs. XXVII.* — G.. F., trente ans, femme de chambre. 25 novembre 1899, vaginite blennorrhagique. Cette femme avait eu une première atteinte du même mal au mois de juillet précédent. Traitement par l'aniodol à 1 pour 3000. 1ᵉʳ décembre, amélioration manifeste. 12 décembre, guérison complète et sans récidive depuis trois jours.

*Obs. XXVIII.* — L... Marie, vingt-et-un ans, fille soumise. 17 décembre 1899, entre avec une métro-vaginite très intense. Ecoulement purulent, épais, col gros ; introduction du spéculum douloureuse. Ulcérations à la fourchette. Traitement par l'aniodol 1 pour 2000. 25 décembre, grande amélioration. 1ᵉʳ janvier 1900, le col est légèrement ulcéré, l'écoulement peu abondant, mais encore un peu épais. 5 janvier, guérison complète. 10 janvier, la guérison s'est maintenue.

*Obs. XXIX.* — Le Cl... Marie, vingt-trois ans, fille soumise. 13 avril 1900, vaginite. 27 avril, commencement d'un traitement par l'aniodol à 1 pour 2000 ; l'apparition des règles s'y était opposé jusqu'à présent. 2 avril, amélioration. 9 mai, légère ulcération du col. 18 mai, exeat, guérie.

*Obs. XXX.* — L. . Thérèse, dix-sept ans, fille soumise. 11 avril 1900, arrive avec vaginite et uréthrite. Traitement par l'aniodol 1 pour 2000. 27 avril, exeat, complètement guérie.

*Obs. XXXI.* — B... Marie, vingt ans, fille soumise. 9 mai 1900, femme enceinte de quatre mois, vaginite, aniodol à 1 pour 2000. 21 mai, exeat, guérie depuis la veille.

*Obs. XXXII.* — P... Jeanne, dix-neuf ans, fille soumise. 9 mai 1900, cette femme entre avec une vaginite intense et une ulcération de la fourchette. 15 mai, traitement par l'aniodol à 1 pour 2000. 18 mai, grande amélioration plus accentuée. 25 mai, guérison presque complète, écoulement presque nul. 27 mai, guérison complète, cessation du traitement. 29 mai, pas de récidive.

*Obs. XXXIII.* — As… Marie, seize ans, fille soumise. 4 janvier 1900, vaginite, ulcération du col, ulcérations à la vulve consécutives à l'écoulement. 8 janvier, traitement par l'aniodol à 1 pour 1500. 22 janvier, exeat, guérie complètement.

*Obs. XXXIV.* — Li… Marie, fille soumise, dix-neuf ans. 20 octobre 1899, arrive avec métro-vaginite intense, écoulement verdâtre abondant, muqueuse vaginale exfoliée. Œdème et ulcérations de la vulve consécutifs à l'écoulement. Traitement par l'aniodol à 1 pour 4000. 23 octobre, écoulement plus clair, beaucoup moins abondant ; la muqueuse, moins rouge, n'est plus exfoliée, l'introduction du spéculum mieux supportée. 25 octobre, amélioration encore plus accentuée, lésions vulvaires guéries. Du 28 octobre jusqu'au 10 novembre cette femme a ses règles : examen et traitement suspendus, repris le 10 novembre. 15 novembre, exeat, guérie.

*Obs, XXXV.* — L… M., vingt-deux ans, fille soumise. 4 décembre 1899, vaginite intense, uréthrite ; le col utérin tend à s'ulcérer, introduction du spéculum douloureuse. Traitement par l'aniodol à 1 pour 3000. 6 décembre, amélioration de la vaginite, ulcération péri-orificielle du col. 12 décembre, col cicatrisé, uréthrite guérie, vaginite apparemment guérie. 21 décembre, réapparition d'un léger écoulement vaginal blanc laiteux, peu abondant. Continuation du traitement par l'aniodol. 29 décembre, cette femme n'a plus rien depuis deux jours. Exeat, guérie.

*Obs. XXXVI.* — L… Marie, dix-neuf ans, fille soumise. 18 avril 1900. Entre avec une vaginite intense et des ulcérations à l'entrée du vagin. Traitement par l'aniodol à 1 pour 2000. 22 avril, amélioration, tolérance du spéculum, écoulement moins abondant, muqueuse vaginale presque normale. 23 avril, apparition des règles ; suspension du traitement. 3 mai, reprise du traitement. 7 mai, tout écoulement a cessé. Vive rougeur à l'orifice de la glande de

Bartholin droite. Continuation du même traitement. 14 mai. Cette femme n'a plus rien eu depuis le 7. Exeat.

*Obs. XXXVII.* — B... Constance, dix-sept ans, fille soumise. 9 avril 1900. Entre avec une vaginite ; enceinte de deux mois. Col violacé, granuleux : écoulement gonorrhéique abondant. Traitement par l'aniodol à 1 pour 2000. 3 mai, exeat complètement guérie depuis deux jours.

*Obs. XXXVIII.* — R... Gabrielle, dix-neuf ans, fille soumise. 10 novembre 1899. Entrée depuis trois jours ; présente une métro-vaginite très intense, ulcération du col, muqueuse vaginale très exfoliée. Traitement par l'aniodol à 1 pour 4000. 15 novembre, grande amélioration, petit écoulement blanc laiteux ; muqueuse presque normale. 20 novembre, cicatrisation du col. L'écoulement persiste, la muqueuse n'est pas tout à fait saine. Le degré d'aniodol est porté à 1 pour 3000. 23 novembre, muqueuse vaginale saine. Ecoulement presque nul, provient du col utérin seulement. 30 novembre, reprise de la vaginite, réensemencement probable par l'écoulement utérin. 12 décembre, état stationnaire. Aniodol porté à 1 pour 2000. 25 décembre, guérison. La malade reste dans le service pour des accidents syphilitiques. Pas de récidive pendant ce temps.

*Obs. XXXIX.* — A... Marie, vingt-huit ans, domestique. 9 novembre 1899, vaginite blennorrhagique très intense ; écoulement jaune verdâtre épais, abondant ; lésions vulvaires consécutives à l'écoulement ; le col utérin tend à s'ulcérer. Spéculum difficilement toléré ; grossesse ; traitement par l'aniodol à 1 pour 4000. 11 novembre, légère amélioration. 12 novembre, apparition des règles. 20 novembre, cessation des règles, nulle amélioration, aniodol porté à 1 pour 3000. 25 novembre pas de changement. 30 novembre, grande amélioration, léger écoulement blanc laiteux, muqueuse vaginale à peine un peu rouge. 12 décembre, état toujours stationnaire. 25 décembre, col légèrement exfolié, parois vaginales saines, écoulement presque nul. 1er janvier 1900 (guérison que nous avons vu se maintenir pendant tout le reste du mois).

*Obs. XL.* — R... Joséphine, dix-huit ans, sans profession, 15 novembre 1899. Vaginite intense, grossesse. Traitement par l'aniodol à 1 pour 4000. 20 novembre, amélioration, la muqueuse n'est plus exfoliée; écoulement beaucoup moins abondant, blanc laiteux et clair. 23 novembre, état stationnaire, aniodol à 1 pour 3000. 30 novembre, état encore stationnaire, aniodol porté à 1 pour 2000. 10 décembre, l'écoulement gonorrhéique est guéri. 16 décembre, l'écoulement recommence, mais jaune, épais, sans altération des parois vaginales ; il suinte par l'orifice utérin, ne contient pas de gonoccoques ; le traitement par l'aniodol est repris néanmoins. 25 décembre, le fœtus de cette femme est mort (cause probable de l'écoulement) ; effectivement, cette femme accouche dans les premiers jours de janvier d'un fœtus mort et macéré, avant terme.

*Obs. XLI.* — Cas... Marie, dix-neuf ans, fille soumise, entre le 20 avril 1900, présente une vaginite très intense. Traitement par l'aniodol à 1 pour 2000. 25 avril, immense amélioration de la vaginite ; la muqueuse n'est plus exfoliée, l'écoulement presque nul. Mais nous constatons un commencement d'arthrite du genou droit ; la malade obligée de s'aliter, doit suspendre son traitement. 20 mai, guérie de son arthrite, la malade reprend son traitement ; mais l'état aigu a complètement passé depuis qu'elle reste couchée. 22 mai, vaginite guérie. 25 mai il n'y a pas eu de récidive.

Avant d'aborder la discussion de ces observations, voici quelques mots sur la technique suivie par nous dans ce mode de traitement. Deux fois par jour (matin, soirée) nos malades prennent une injection vaginale de deux litres d'aniodol chaud au titre prescrit par nous. Chacun de ces lavages est suivi peu après de l'application d'un tampon de coton aseptique imbibé d'une solution d'aniodol au même titre que celle employée pour l'injection. Lorsqu'une complication quelconque vient s'ajouter à la vaginite, nous pratiquons en outre, une fois par jour, une injection intra-utérine ou intra-vésicale selon le cas. Cette méthode a toujours été rigoureusement suivie et, comme en témoignent les observations ci-dessus, elle a donné de très bons résultats.

En effet, sur les 41 observations que nous relatons, nous relevons un nombre égal de succès. Tout au plus pourrait-on contester la valeur de l'observation XLI, où le sujet a vu son traitement suspendu pendant un long laps de temps et n'avait quasi plus rien aux organes génitaux quand la période d'alitement fut terminée. Mais il faut remarquer que la malade avait subi au début cinq jours de traitement qui l'avaient presque complètement guérie. Nous pouvons donc affirmer un nombre de succès égal à celui des observations.

Si nous considérons la *durée* du traitement nous trouvons des résultats également très bons, puisque dans la majorité des cas, vingt-quatre fois, il n'a pas fallu plus de dix jours (obs. I à XXIV). Dans ce nombre d'ailleurs on peut relever une forte quantité de cas où trois, quatre ou cinq jours ont suffi pour guérir des vaginites intenses même compliquées de métrite ou de cystite.

Dans quatre observations seulement la durée du traitement dépassé vingt jours, trois fois aussi elle se prolonge au delà d'un mois. Cette longueur anormale ne peut être imputée à l'inefficacité de l'antiseptique, mais à des causes tout accidentelles. Ainsi c'est une femme qui a ses règles en cours de traitement et reste indisposée plus d'une semaine ; les lavages sont suspendus pendant cette période et quand nous les faisons recommencer une nouvelle poussée aiguë s'est produite. Une autre fois, une grossesse concomitante entretient l'état blennorrhagique. Ou bien encore, c'est une infection concomitante de l'utérus négligée tout d'abord ; d'où réensemencement continuel de la cavité vaginale : guérison en quelques jours dès que nous nous mettons à faire des injections intra-utérines.

Pour obtenir ces très bons résultats de faibles doses d'aniodol suffisent. Nous nous sommes servis de solutions à des degrés divers pour éclaircir la question de posologie dans cette médication.

Eh bien, en faisant le recensement de nos observations, nous ne constatons pas de différence sensible dans les résultats obtenus avec l'une ou l'autre solution. Au 1 pour 4000 nous avons de fortes vaginites aussi bien guéries en moins d'une semaine que d'autres de même intensité traitées par la solution au 1 pour 2000.

Voici d'ailleurs un petit tableau où sont résumés schématiquement les divers résultats.

| DURÉE DU TRAITEMENT | TITRE DES SOLUTIONS EMPLOYÉES | | | | TOTAUX |
|---|---|---|---|---|---|
| | 1 pour 4000 | 1 pour 3000 | 1 pour 2000 | 1 pour 1500 | |
| De 1 à 10 jours... | 7 | 1 | 14 | 2 | 24 |
| De 11 à 20 jours... | 1 | 2 | 5 | 1 | 9 |
| De 21 à 30 jours... | 1 | 1 | 2 | | 4 |
| Plus de 30 jours... | Le titre des solutions employées a été progressivement renforcé de 1 pour 4000 à 1 pour 2000.. | | | | 3 |
| Total général des guérisons (1).. | | | | | 40 |

Maintenant, autre constatation qui a bien son avantage : nous ne nous sommes aperçus d'aucune incommodité ni inconvénient dans l'emploi de l'aniodol même au 1 pour 1500. Il peut donc être utilisé à dose assez forte, mais sans plus d'avantages, croyons-nous, qu'avec une solution très faible.

(1) Dans ce tableau ne figure pas l'observation XLI que nous ne savons comment classer à cause de la longue interruption de traitement imposée par les complications survenues chez cette malade.

M. le D$^r$ Sedan avait déjà insisté sur cette particularité d'ordre économique dans son rapport à la Société de Médecine publique et d'Hygiène professionnelle.

Donc, pour conclure, l'aniodol, dans les affections blennorrhagiques des femmes, agit en antiseptique, comme un *très bon* antiseptique; il agit rapidement à faible dose; *aucun inconvénient* dans son emploi.

Avant de terminer cependant, il ne sera pas sans intérêt de comparer ces résultats obtenus par l'aniodol avec ceux que nous donnait la méthode habituelle du service : le traitement par le permanganate de potasse à la dose de 15 à 25 centigrammes pour 1000.

Pendant les neuf premiers mois de 1899, soixante et un cas de vaginite à tous degrés ont été soignés dans le service au moyen du permanganate. La durée moyenne du séjour de ces malades a été de vingt jours, à quelques dixièmes près ; elle n'arrive pas au chiffre de treize jours et demi pour les quarante et une malades traitées depuis par l'aniodol. Si nous classons les malades traitées au permanganate en catégories d'après la durée du traitement, comme nous l'avons fait dans le précédent tableau, nous trouvons les résultats suivants :

| | |
|---|---|
| De 1 à 10 jours......... | 20 |
| De 11 à 20 jours......... | 14 |
| De 21 à 30 jours......... | 13 |
| Plus de 30 jours......... | 14 |
| Total général... | 61 |

En comparant ce dernier tableau avec le précédent, l'avantage reste évidemment à l'aniodol.

Faut-il de là conclure que l'aniodol est une panacée, un antiseptique supérieur aux autres employés jusqu'à présent ? Nous nous en garderons bien. Nous pouvons affirmer qu'il est vraiment excellent ; mais nous devons nous borner-là. Le reste ne peut être démontré que par une expérience plus étendue sous peine de nous voir reprocher, en agissant autrement, de porter des conclusions trop hâtives sur une série peut-être heureuse.

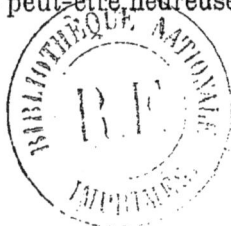

Marseille. — Typ. et Lith. BARLATIER, rue Venture, 19.